Cannabis in der Medizin und als Rauschmittel

FACHARBEIT – DROGEN UND IHRE AKZEPTANZ
IN DER GESELLSCHAFT

VON EMANUEL MEYSEL

HUGO-JUNKERS GYMNASIUM MÖNCHENGLADBACH

Inhalt

1. Einleitung

Warum ich mich ausgerechnet für dieses Thema entschieden habe? Ich habe es mir gezielt ausgesucht,da ich es für ein sehr umstrittenes Thema halte, welches gründlich diskutiert werden sollte. Cannabis ist ein umfangreiches Thema, dem aber kaum nachgegangen wird, denn es ist für viele Menschen zu einem „Tabu-Thema" in unserer Gesellschaft geworden, was gewiss auch mit einer Unwissenheit zusammenhängt. Ich möchte mit meiner Facharbeit versuchen etwas Klarheit zu schaffen und eine umfangreiche Basis für Diskussionen bieten. Es ist für mich interessant zu erfahren, warum Cannabis bis heute noch als Einstiegsdroge gilt und ob diese Behauptung der Wahrheit entspricht, oder ob dies eine Übertreibung seitens der Menschen ist. Ich verbinde zudem das Stichwort Cannabis mit einer umfangreichen Geschichte als Nutz- und Heilpflanze, aber auch als Droge die nicht zu unterschätzen werden darf.

Angefangen von einem Mittel, das vor Jahrtausenden zu rituellen Zwecken von den alten Indern gebraucht wurde, bis hin zur am meisten konsumierten illegalen Droge der Jugend, bietet Cannabis ein umfangreiches und spannendes Thema. Zudem wollte ich wissen, warum immer mehr Jugendliche Cannabis konsumieren und ob diese wegen der „besonderen" Wirkung oder aus anderen Gründen auf die Droge umsteigen. Birgt der Umstieg auf diese Droge gefährliche Risiken mit sich? Wichtig war es für mich auch zu erfahren, warum Cannabis immer häufiger in der Medizin eingesetzt wird. Ich wollte erfahren, warum immer mehr Mediziner den Einsatz von Cannabis unterstützen und welche Begründungen sie haben. In dem folgenden Text

werde ich mich mit dieser Pflanze einerseits als Heilmittel und andererseits als Droge beschäftigen.

2.   Hanf (Cannabis)

Hanf gehört zu der Familie der Hanfgewächse. Es ist eine der ältesten
Nutz-, Zier-, und Drogenpflanzen der Welt. Man vermutet, dass Hanf
ursprünglich aus Zentralasien kommt. Da es aber im Laufe der Jahre
überall Verwendung fand, wurde es weltweit verbreitet. Deswegen
kann man heute nicht mit Sicherheit den Urpsurngsort der Hanf-
pflanze festlegen.

Man findet Hanf überall in den gemäßigten und tropischen Zonen. Er
wird dort entweder angebaut oder ist auf verwilderten Feldern zu
finden. Die Blätter von Hanf sind palmat (handförmig) zusammenge-
setzt. Die Anzahl der Blätter reicht von einem bis zu 13 Blättern, je
nach Art der Pflanze. Die Blätter oben sind wechselständig, und unten
gegenständig. Hanf ist eine diözische (getrenntgeschlechtlich), wind-
bestäubte Pflanze. Die Früchte des Hanfs sind Achänen, also einsami-
ge Schließfrüchte gleich dem Löwenzahn. In der Regel ist Hanf dip-
loid und besitzt zwei Sätze von Chromosomen. Man hat aber auch
schon polyploide Pflanzen herangezüchtet.

Hanf wird heute in zwei große Gattungen eingeteilt: Cannabis Sativa
(gewöhnlicher Hanf) und Cannabis Indica (Indischer Hanf). Es gab
auch noch die dritte Gattung Cannabis Ruderalis, die aber nicht mehr
als eine eigene Gattung anerkannt wird, weil es dafür nicht genügend
Beweise gegeben hat. Cannabis ist aber vor allem wegen seiner einzig-

artigen Cannabinoide bekannt, die noch bei keiner anderen Pflanze entdeckt wurden. [1]

Die bekanntesten davon sind Tetrahydrocannabinol (THC) und Cannabidiol (CBD). Diese haben eine berauschende Wirkung auf den menschlichen Körper und gelten deswegen als psychoaktive Stoffe. Die Wirkungsweise ist bisher noch nicht vollständig bekannt, daher wird an der Hanfplanze neute noch intensiv geforscht. Cannabis gehört zu den am meisten konsumierten Drogen weltweit, es findet aber auch immer mehr Einzug in die Medizin. Heute lassen sich viele Stoffe aus Cannabis gewinnen, Beispielsweise: Fasern, Hanföl, Medikamente und Rauschmittel (Marihuana, Haschisch). Wegen letzerer ist der Anbau von Cannabis in den meisten Ländern streng geregelt und kontrolliert.[2]

2.1. Die Hauptwirkstoffe

Die Cannabispflanze enthält mehr als 460 bekannte chemische Stoffe. Der Hauptstoff ist das Delta-9-tetrahydrocannabiol bekannt als THC oder auch Delta-9-THC. Es ist das am häufigsten vorkommende Cannabinoid in der Pflanze.

THC ist stark psychoaktiv und macht etwa 5% des Gewichtes der Pflanze aus, zudem ist es verantwortlich für die bekannten psychischen Wirkungen (vgl. Grinspoon/Bakalar 1994, 2). Die beiden anderen Hauptgruppen der Cannabinoide sind die Cannabidiole (CBN) und die Cannabinole (CBN). Sie entfalten, wie das THC, ebenfalls

---

[1] Die Wiederentdeckung der Nutzpflanze Cannabis Marihuana

[2] *Das große Cannabis-Lexikon,*

pharmakologische Wirkungen. Cannabidiol (CBN) ist das mengen-mäßige zweitwichtigste Cannabinoid. Es wirkt nicht psychotrop, aber es verstärkt die sedierenden und schmerzhemmenden Eigenschaften des THC´s. Zudem wirkt es angstlösend, antiepileptisch, antibiotisch und senkt den Augeninnendruck.

Neben diesen Cannabinoide gibt es noch Stickstoffverbindungen, Aminosäuren, Proteine, Glykoproteine, Zucker, Vitamine, Hydrocarbone, Alkohole, Fettsäuren, Lactone, Steroide und Pigmen-te. Diese Verbindungen kommen nicht unbedingt in jeder Cannabis-pflanze vor. Es kann quantitative und qualitative Unterschiede geben, welche je nach Sorte variieren. Die verschiedenen Wirkstoffe der Pflanze können sich zudem gegenseitig verstärken oder vermindern (vgl. Grotenhermen/Huppertz 1997, 50 ff.).

2.2. Cannabis als Nutzpflanze

China ist das Land in der die Cannabisnutzung zuerst aufgekommen ist. Die Pflanze Cannabis wird dort seit der Jungsteinzeit als Nutz-pflanze gebraucht. Nach alten Aufzeichnungen aus dieser Zeit war Cannabis die einzig bekannte Faserpflanze welche damals in China einheimisch war.

Cannabis wurde früher größtenteils zur Fasergewinnung genutzt. Aus den Fasern der Pflanze lassen sich sehr feinfädige aber auch sehr grob-fädige Stoffe und Textilien herstellen, da die Pflanze aus mehreren verschiedenen Schichten von Fasern besteht, die von außen nach in-nen immer dünner werden. Aus den Fasern wurden Kleidungstücke, Papier, Segeltücher, Säcke, Riemen, Feuerwehrschläuche und vieles mehr hergestellt. Die Fasern zeichnen sich durch eine größere Beständigkeit gegenüber Nässe aus. Cannabis lieferte somit eine der stärksten und dauerhaftesten Langfasern.

Aber auch Mediziner und Hexer nutzen die Pflanze damals schon als Rauschmittel, um so eine spirituelle Wirkung zu erlangen (vgl. Körber–Grohne 1987, 387). Es gibt auch Aufzeichnungen darüber, dass Cannabis vor 5000 Jahren schon als Medikament eingesetzt wurde. Es wurde zur Behandlung von Malaria, Verstopfung, rheumatischen Schmerzen und geistiger Zerstreutheit genutzt. Cannabis wurde auch von anderen Ärzten im klassischen und griechischen Altertum als Heilmittel verwendet.

Auch im mittelalterlichen Europa war es ein häufig eingesetztes Medikament, man nutzte das Öl der Pflanze um Entzündungen zu lindern und Erkältungen sowie Geschlechtskrankheiten zu behandeln.

Gegen Mitte des 19. Jahrhundert wurde Cannabis immer bekannter und man versucht die Wirkung der Bestandteil zu erforschen. Es wurde in dieser Zeit sehr häufig zu Behandlung verschiedener Krankehiten verschrieben, bis 1961 der Konsum von Cannabis fast weltweit verboten wurde (vgl. Grinspoon/Bakalar 1994, 4ff.)

2.3. Rechtslagen in Deutschland und der Welt im Überblick

Wie im vorigen Kapitel bereits erwähnt, wurde 1961 der Anbau, der Konsum und der Handel von Cannabis, im Zuge der von der UNO ausgearbeiteten „Single Convention on Narcotic Drugs[3]", praktisch weltweit verboten, da fast die meisten Länder diese Konvention unterschrieben haben. In einigen Ländern wurden in den letzten Jahren jedoch gesetzliche Möglichkeiten geschaffen einzelne Cannabinoide für medizinische Zwecke zu verwenden.

Zudem wird in Deutschland beim Besitz einer nur geringen Menge Cannabis von einer Strafverfolgung abgesehen. Diese „geringe Menge" variiert in den verschiedenen Bundesländern und hängt von der zuständigen Staatsanwaltschaft ab.

Um in Deutschlang legal Cannabis konsumieren zu dürfen muss man mehrere verschiedene Anträge stellen und Empfehlungen von mehreren Ärzten vorlegen (vgl. Grotenhermen/Huppertz 1997, 104 ff.). In den Niederlanden, in Uruguay und in den US-Bunesstaat Colorado und Washington ist der Konsum von Cannabis legal, es gibt aber trotzdem einige gesetzliche Einschränkungen, sowie gewisse Maximalmengen die im Monat gekauft werden dürfen. In anderen US-Bundesstaaten und in Kanada ist die legale Weitergabe nur an Patienten in medizinischer Behandlung erlaubt(vgl. Haag 1986, 138 ff.).

---

[3] Die „Single Convention on Narcotic Drugs" ist ein internationales Vertragswerk mit dem Ziel, die Verfügbarkeit einiger Drogen einzuschränken. Diesen Vertrag haben 180 Staaten der Welt unterschrieben. (vgl. Haag 1986, 169 ff.)

2.4. Das Cannabinoid Tetrahydrocannabinol (Δ9-THC)

Δ9-Tetrahydrocannabinol ist der psychoaktiv wirksamste Stoff aus der Gruppe der Cannabinoide, die aus den Hanf-Pflanzen Cannabis Sativa und Cannabis Indica gewonnen werden können. Es ist eine lipophile, zähe und harzartige Substanz.

THC bindet sich an die Rezeptoren des Endocannabinoid-Systems (CB1- und CB2-Rezeptoren). Endocannbinoide (Anandamid, 2-Arachidonylglycerol) werden von unserem Körper bei Bedarf produziert und binden sich normalerweise an den CB1 und CB2-Rezeptoren. Da aber das THC eine sehr ähnliche räumliche Struktur hat und sich genauso an diese Rezeptoren anhängen kann, werden mehrere Bereiche des Gehirns beeinflusst oder aktiviert, die üblicherweise von den Endocannabinoiden aktiviert werden, jedoch nicht in einem so hohen Maß, wie THC es tut.

Dieses kann daher folgende Symptome auslösen: Euphorie, Redseligkeit, Schmerzlinderung, Anregung des Appetits, veränderte Realitätswahrnehmung, Mundtrockenheit, Angstzustände, erweiterte Pupillen, Bindehautrötung, Beeinträchtigung des Kurzzeitgedächtnisses etc..

Für diese Symptome sind die Amygdala, der Hippocampus, die Basalganglien, das Cerebellum und der cerebrale Cortex verantwortlich. Die Amygdala ist hauptverantwortlich für die Euphorie, weil sie unsere Gefühle steuert. Der Hippocampus nimmt auch eine sehr entscheidende Position ein. Er bildet normalerweise eine Schnittstelle zwischen dem Kurz- und Langzeitgedächtnis. Er steuert aber auch unsere Ängste und Depression. Deswegen kommt es oft zu einem beeinträchtigten Kurzzeitgedächtnis unter Einfluss von THC.

Wenn man aber durch THC in Euphorie verfällt und die CB1 Rezep-toren aktiv werden, fördert dies die Bildung neuer Zellen im Hippocampus und steigert damit nach dem Rausch das Lern- und Gedächtnisvermögen, wie jüngste Forschungen von Xia Zhang bewei-sen. Die Versuche wurden aber mit Mäusen durchgeführt und auch nur mit HU210, einem Stoff, der THC zwar sehr ähnlich, aber in sei-ner Wirkung 100-mal stärker ist. Diese Studien beruhen auf Versu-chen mit ausgereiften, erwachsenen Gehirnen und nicht mit sich noch in Entwicklung befindenden Gehirnen von z.B. Jugendlichen.

3. Cannabis als Rauschgift und Droge

3.1. Gewinnung der Droge aus der Pflanze

Um die Droge aus der Pflanze zu gewinnen, nutzt man die blühende oder gerade verblühte weibliche Cannabispflanze (vgl. Grotenhermen/Huppertz 1997, 100 ff). Zur Gewinnung der rauscherzeugenden Substanz nutzt man den oberen Teil, denn dort ist der psychoaktive Inhaltsstoff THC enthalten.

Aus Cannabis lassen sich mehrere rauscherzeugende Substanz bilden. Aus den zerriebenen Blättern, Blüten und Stängeln wird Marihuana gewonnen. Aus dem Harz der Pflanze lässt sich Haschisch, ein dunkelgrüner bis dunkelbrauner fester Stoff herstellen. Presst man diesen Stoff zusätzlich, so entsteht Haschischöl. Der THC–Gehalt in Marihuana beträgt im Durchschnitt 3-5%, der von Haschisch 5-10% und der von Haschischöl liegt bei bis zu 45% (vgl. Freitag/Hurrelmann 1999, 26 ff.).

3.2. Vergleich mit anderen Drogen

Cannabis gilt im Gegensatz zu anderen illegalen Drogen als weiche Droge. Das bedeutet, dass der Cannabiskonsum mit geringeren Risiken verbunden ist als der Konsum anderer Drogen. Das Suchtpotential von Cannabis wird im Vergleich zu anderen Drogen als sehr gering eingestuft, da eine Ausbildung einer physischen Abhängigkeit nicht auftritt. Jedoch kann das Gehirn bei häufigem Konsum eine psychische Abhängigkeit entwickeln.

Nach einer Studie von Kleiber und Soellner, in welcher versucht wurde die suchterzeugenden Potenzen verschiedener Drogen auf einer Skala von 0-10 einzuordnen, erhielt Cannabis den Wert 1. Dies ist der niedrigste Wert im Vergleich zu den anderen Drogen. Zum Beispiel erhielt Alkohol den Wert 5 und Kokain oder Opiate die Werte 8-9 (vgl. Freitag/Hurrelmann 1999, 24 ff.). Cannabis gilt zudem auch bei langjährigem Konsum als weniger schädlich für die körperliche Gesundheit als die legalen Drogen Tabak oder Alkohol (vgl. Grotenhermen/Huppertz 1997, 101ff.).

3.2.1. Vergleich Cannabis und Alkohol

Cannabis und Alkohol sind Drogen, die beide ein sehr großes psychisches Suchtpotenzial haben. Sie sind beide psychoaktive Substanzen die eine Bewusstseinsveränderung bewirken können. Die Sucht bei beiden Substanzen kommt schleichend und ist nur sehr schwer zu kontrollieren. Das Suchtpotenzial von Alkohol ist allerdings höher als bei Cannabis, da Alkohol legal Verfügbar ist. Die Rauschwirkungen sind jedoch grundsätzlich verschieden.

Beim Konsum von Cannabis ist der Körper eher entspannt, die Droge kann Gedankenssprünge, ein gestörtes Kurzzeitgedächtnis und/oder Halluzinationen hervorrufen. Bei Alkohol ist es anders. Nach dem Konsum von Alkohol wird eine Ausschüttung von Glückshormonen hervorgerufen. Alkoholkonsum kann Koordinationsstörungen, Sprachprobleme bis hin zu Schlaganfällen hervorrufen. Ein einziger Rausch vom Alkohol kann zum Tod führen, dies ist beim Konsum von Cannabis bis jetzt noch nicht aufgetreten bzw. erfasst worden.

Das Abhängigkeitspotenzial bei Cannabis ist geringer als bei Alkohol, somit scheint der Entzug von Cannabis „einfacher", was jedoch noch nicht bewiesen wurde. Cannabis wirkt bei Jugendlichen unter 18 Jahren als Nervengift, also vor allem negativ auf das Nervengewebe. Bei Alkohol ist es viel schlimmer. Alkohol wirkt als Zellgift und greift somit jede Zelle des Körpers an und schädigt diese. Im Großen und Ganzen ist der Konsum von Cannabis weniger schädlich als der Konsum von Alkohol.

3.2.2. Vergleich Cannabis und Tabak

Der Vergleich zwischen Cannabis und Tabak ist ein sehr umstrittenes Thema. Wissenschaftler sind sich darüber noch nicht einig, welche der Drogen für den Körper schädlicher ist. Beide Substanzen haben ein hohes Suchtpotenzial. Studien berichten, das Cannabis an sich keine Gefährdung für die Lunge mit sich bringt, allerdings ist der Mischkonsum von Tabak und Cannabis schädlicher als der Konsum einer eine normale Tabak-Zigarette.

Studien berichten jedoch, dass auf 20 Jahre hochgerechnet, der Konsum von Zigaretten deutlich Schädlicher ist, als der direkte Konsum von Cannabis. Prozentual gerechnet sind mehr Menschen von Nikotin abhängig als von Cannabis. Dies liegt jedoch hauptsächlich daran, dass Tabakwaren legal erworben werden können.

Manche Wissenschaftler sind der Meinung, dass Nikotin ebenfalls zu den Rauschdrogen gehören, da das Suchtpotenzial sehr hoch ist. Eine Verbindung zwischen Krebs und dem Konsum von reinem Cannabis wurde bislang noch nicht nachgewiesen. Bei Zigaretten ist dies jedoch anders.

Zigaretten beinhalten Teer, welcher beim Konsumieren in die Lunge gelangt. Dies kann zu einer sogenannten Raucherlunge führen. Bei einer Raucherlunge handelt es sich um eine schwarz verfärbte, schmutzige Lunge, die durch den Teer der Zigaretten hervorgerufen wird. Der Teer setzt sich in der Lunge fest und verunreinigt sie somit erheblich. Man könnte annehmen, dass Cannabis weitaus weniger schädlich ist als Zigaretten, dies wurde jedoch noch nicht wissenschaftlich bestätigt.

4.   Cannabis in der Medizin

Cannabis ist heute in der Medizin zu einem weit verbreiteten Thema geworden. Die Einen sehen es als ein wertvolles Heilmittel an, die Anderen befürchten erhebliche Risiken bei einem weit verbreiteten Gebrauch.

Fakt ist aber, dass Cannabis in einigen Ländern der Welt als verschreibungspflichtige Medizin erlaubt ist (Niederlande, USA (nicht in allen Bundesstaaten), Kanada usw.). Dort kommt es bei verschiedensten Krankheiten zum Einsatz. Die Medizin sieht Cannabis heutzutage nicht mehr so stark als den Verursachers von Krankheiten an, obwohl Cannabis durchaus welche auslösen kann (Schizophrenie, Lungenkrebs etc.). Wobei man heute eher annimmt, dass Cannabis Schizophrenie nicht auslöst, sondern sie lediglich verstärkt.

Cannabis wurde sozusagen als Heilmittel in unserer Zeit wiederentdeckt und findet immer mehr Anwendung in der Medizin, weil es verträglicher ist und kaum größere Nebenwirkungen hat, als die gewöhnlich verschriebenen konventionellen Medikamente. Jedoch ist eine Nebenwirkung in der medizinischen Anwendung besonders unerwünscht, nämlicher der Rauschzustand, das „high" sein. Für manche Patienten mag dies sicherlich eine vielleicht positive Nebenwirkung sein, jedoch nicht für die Mediziner, die darin die generelle Problematik in der Behandlung mit Cannabis sehen. [4]

Ein anderes Problem mit der Behandlung ist auch, dass Cannabis noch in vielen Ländern, sowie auch in Deutschland, für Patienten

---

[4]   Die   Wiederentdeckung   der   Nutzpflanze   Cannabis
Marihuana

schwer zugänglich und die Beschaffung mit hohen Kosten verbunden ist. Cannabis wird in der Medizin auf verschiedenste Weise verabreicht. Man kann mit einem Vaporizer (Verdampfer) das Marihuana oder Haschisch auf die perfekte Temperatur erhitzen um so das THC von den Blättern lösen, oder man bekommt synthetisch-hergestelltes THC in Form von Tabletten oder Pillen (Dronabinol). Da THC lipophil (es löst sich in Fetten) und nicht wasserlöslich ist, kann man es nicht spritzen. [5]

4.1. Verschiedene Methoden der Verabreichungen

Da viele Patienten die psychischen Nebenwirkungen des Cannabis stören, werden synthetische Cannabinoide hergestellt, welche die erwünschten medizinischen Wirkungen auslösen, aber nicht psychotrop wirken.

Eines der Bekanntesten ist das synthetische Cannabinoid Nabilon. Es wurde 1972 entwickelt und soll die brechreizhemmende Wirkung von THC von der psychischen Wirkung trennen.

---

[5] Das große Cannabis-Lexikon

4.2. Wirkungen auf das Zentralnervensystem

Das Zentralnervensystem besteht aus Milliarden Nervenzellen, welche für die komplexe Verarbeitung unzähliger Informationen verantwortlich sind. Die Informationen werden in Form von elektrischen Impulsen (Aktionspotentialen) entlang einer Nervenzelle weitergeleitet. Die Übertragung dieser elektrischen Impulse auf eine andere Nervenzelle erfolgt an den Synapsen. Die elektrischen Impulse werden in Form von chemischen Botenstoffen (Transmittern) übertragen.

Die chemischen Botenstoffe werden in der Präsynapse freigesetzt und über den synaptischen Spalt zur Postsynapse geleitet. Dort lagern sie sich an die spezifischen Rezeptoren an. Durch diesen Vorgang werden biochemische Rreaktionen in Gang gesetzt. Die Erregung einer Nervenzelle erfolgt innerhalb weniger Millisekunden. Die Cannabinoide können sich nicht an jedem Rezeptor anlagern, da jede Bindung den dazu passenden Rezeptor braucht. Cannabinoide lagern sich an den gleichen Rezeptoren an, wie der im Körper natürlich vorkommende Stoff Arachidonsäurederivat Anandamid. Deshalb werden diese Rezeptoren als Cannabinoid bzw. Anandamidrezeptoren bezeichnet.

Wenn ein Cannabinoid an einen Rezeptor andockt, wird im inneren der Nervenzelle die Aktivität des Adenylatcyclase gehemmt, wodurch die biochemischen Vorgänge der Zelle modifiziert werden. Eine hohe Rezeptorendichte der Cannabinoid/Anandamid-rezeptoren taucht sowhol im Kleinhirn[6] als auch im Großhirn, und dort insbesondere im Stirnhirn[7] und im Hippocampus[8], auf. Im Hirnstamm dagegen

---

[6] Zuständig für die Bewegungskoordination
[7] Zuständig für Hochstimmung, Zeitgefühl, Konzentrationsfähigkeit und traumatische Zustände

gibt es keine Cannabinoid/ Anandamidrezeptoren. So können keine essentiellen Körperfunktionen geschädigt oder beeinflusst werden.

Jedoch führt der Cannabiskonsum zu einer Verminderung der kognitiven Leistungen, so wird z.B. das Kurzzeitgedächtnis beeinträchtigt aufgrund der Hemmung der Zellaktivität. Man führt diese Beeinträchtigung auf ein Ausbleiben der, für die Speicherung von Informationen wichtigen, Langzeitpotenzierung zurück, die auf Grund mangelnder Aktivität der NMDA-Rezeptoren nicht stattfinden kann.

Außerdem führt der Konsum von Cannabis zu einer verminderten Fähigkeit Antworten zu unterdrücken, zu verringerter Wachsamkeit und Konzentrationsfähigkeit, sowie zu einer verminderten Fähigkeit komplexe arithmetische Aufgaben zu lösen (vgl. Freitag/Hurrelmann 1999, 25 ff.).

4.3. Cannabisbehandlung bei psychischen Krankheiten

Cannabis wird immer häufiger bei bestimmten psychischen Erkrankungen verwendet, jedoch nicht bei allen, denn es kann einige psychische Krankheit auch zusätzlich verstärken, wie z.B. Schizophrenie. Da die Wirkungsweise bei sehr vielen Krankheiten noch nicht erforscht ist, wird aus Sicherheitsgründen kein Cannabis eingesetzt solange die positive Wirkung nicht zu 100% belegt wurde.

Dennoch verzeichnet man viele Erfolge bei der Behandlung mit Cannabis im Bezug auf psychische Erkrankungen, insbesondere bei der Depression. Antidepressiva gibt es viele, doch haben sie auch viele

---

[8] Zustänig für Gedächtnisstörrungen und sensorische Eindrücke

Nebenwirkungen. Sie sind meistens sehr schädigend für den Körper und haben manchmal nur eine geringe Wirkung, oder ihre Wirkung ist zu stark und wirkt betäubend. Deswegen bietet Cannabis mit dem Wirksstoff THC eine gute, alternative Behandlungsmöglichkeit.

Das THC stimuliert das Amygdala und den Hippocampus in unserem Gehirn. Es werden Glücksgefühle durch mehrere Neurotransmitter freigesetzt und die durch den Hippocampus hervorgerufenen Depressionen und Angstzustände lassen sich stark vermindern. Man ist aber trotzdem besonders vorsichtig, weil die Behandlung auch den umgekehrten Effekt haben kann und Cannabis den Depressionseffekt manchmal verstärkt.

THC kann äußerst wirksam bei der Behandlung des Tourette-Syndrom sein, wie die Forschungen von Dr. Müller-Vahl an der Medizinischen Hochschule Hannover zeigt. Das Tourette-Syndrom ist eine Krankheit bei welcher ungewollt sogenannte „Tics" auftreten. Diese Tics sehen dann in etwa so aus, dass eine Person unkontrolliert Wörter oder Laute von sich gibt, aber auch rasche und plötzliche Bewegungen durchführt, die serienartig auftreten können. Man hat bei betroffenen Patienten ein Ungleichgewicht zwischen Serotonin und Dopamin feststellen können. THC wirkt diesem Ungleichgewicht entgegen und vermindert die Häufigekit der Tics um bis zu 80%, ohne dass spürbare bwz. größere Nebenwirkungen auftreten. [9]

Cannabis wird aber auch bei Patienten mit massiven Schlafstörungen eingesetzt. Diese Störungen sind meist durch Stress bedingt, Cannabis lässt den Dopaminspiegel steigen, somit kann der Körger leichter ge-

---

[9] Die Wiederentdeckung der Nutzpflanze Cannabis Marihuana, S291-93

gen den Stress ankämpfen. Berichten zufolge erzählen die Patienten von einem tieferen und angenehmeren Schlaf, ohne auftretende negative Nebenwirkung am nächsten Morgen, welche bei den bisher eingenommenen, künstlichen Präparaten aufgetreten sind. [10]

Die gleiche Wirkung hat Cannabis bei einer endogenen Depression oder bei andersbedingten Depressionen. Auch hier lässt es den Dopaminspiegel steigen und Depressionen werden vermindert oder verschwinden vollständig.

Anorexia Nervosa (nervlich bedingte Appetitlosigkeit) gehört auch zu den Krankheiten, welche mit THC erfolgreich behandelt werden können, denn THC steigert den Appetit und wirkt der Abmagerung entgegen.

Eine weitere Krankheit die mit THC behandelt wird ist Epilepsie. Ein epileptischer Anfall wird durch unterschiedlichste Situationen ausgelöst, zumeist wenn sich er Patient in einer für ihn ungewohnten Situation befindet oder unter Stress (Adrenalin) steht. Bei einem Anfall verkrampfen sich die Muskeln unkontrolliert und die Person schaltet ihr Bewusstsein aus. THC ist in dieser Situation sehr effektiv, da es die Muskeln entspannt, den Stress abbaut und somit eine Basis für zur Verminderung weitere Anfälle schafft.

Auch bei Narkolepsie (Schlafkrankheit) kommt Cannabis erfolgreich zum Einsatz. All diese Beispiele zeigen, dass Cannabis sehr wirkungsvoll bei Patienten mit psychischen Erkrankungen ist und gleichzeitig keine negativen Nebenwirkungen während der Behandlung auftreten.

---

[10] Das große Cannabis-Lexikon, S,114, S210, S.130

4.4. Cannabisbehandlung bei körperlichen Krankheiten

Auch bei der Behanlung von physischen Gebrechen lässt sich Cannabis sehr gut und wirkungsvoll einsetzen. Bekannt ist vor allem die Behandlung des Grüne Star, welcher sich mit Hilfe von Cannabis ohne operativen Eingriff heilen lässt. Bei dieser Krankheit ist der Augeninnendruck stark erhöht und dies kann unter gewissen Umständen zur Erblindung führen. Der Augeninnendruck wird durch Cannabis gesenkt, der wirksame Stoff ist diesmal aber nicht das THC sondern das Cannabidiol (CBD). Cannabidiol ist ein sehr schwaches, psychoaktives Cannabinoid. Daher werden für diese Behandlung Cannabispflanzen mit einem niedrigen Anteil an THC und einem hohen an CBD verwendet. Auf dieser Weise kann man einen durch THC ausgelösten Rauschzustand vermeiden und erhält ein an Nebenwirkungen armens aber gleichzeitig effektives Medikament. CBD kann auch gegen Übelkeit und Erbrechen verwenden werden. Patienten stellten ein größeres Wohlbefinden bei der Therapie mit Cannabis fest. [11]

Bei Neurodermitis wird Cannabis auch erfolgreich angewandt. Die darin enthaltene Gamma Linolensäure (GLA), die 2-4% des Marihuanas ausmacht, kann gegen die Hauterkrankung ankämpfen, auch wenn andere Medikamente längst versagen.

Viel mehr findet aber Cannabis großen Anklang in der Behandlung von AIDS- und Krebspatienten. Das Problem der Schmerzen und Appetitlosigkeit kann durch THC teilweise sehr effektiv behoben werden. Patienten berichten von der positiven Wirkung und von Schmerzlinderung, aber auch von gestiegenem Appetit. Als negativ

---

[11] Das große Cannabis-Lexikon, S.155, S276-79

wird aber die Mundtrockenheit empfunden, dies wird aber nur als geringe Nebenwirkung gewertet.

Cannabis kann erstaunlicherweise auch bei Asthmapatienten verwendet werden. Dazu benötigt man den schon vorher genannten Vaporizer. Die Cannabinoide haben eine bronchienerweiterte Wirkung, welche für ungefähr 2 Stunden anhält.

Auch bei der noch nicht zu 100% ausgebrochenen Krankheit Morbus Crohn (Darmentzündung) zeigte Cannabis eine sehr hohe Wirksamkeit.[12]

4.5. Risiken und Nebenwirkungen

Die potentielle Gesundheitsschädlichkeit bei Cannabis ist weitaus kleiner als bei den meisten zugelassenen Medikamenten (vgl. Grinspoon/Bakalar 1994, 161). Zudem ist die Gefahr an einer Überdosis zu sterben so gut wie nicht vorhanden. Es gibt keine zuverlässigen Hinweise, dass Menschen durch den reinen Cannabiskonsum verstorben sind. Der Sicherheitsfaktor[13] von Cannabis liegt bei 40.000, im Vergleich dazu liegt der von Seconal®[14] (Schlafmittel) bei 3-50 und der von Alkohol zwischen 4 und 10 (vgl. Grinspoon/Bakalar 1994, 162).

---

[12] Cannabis ist immer anders, S229-31

[13] Der Sicherheitsfaktor gibt die Giftigkeit eines Stoffes an. Je höher der Wert desto gefahrloser der Stoff.

[14] Seconal ist ein verschreibungspflichtiges Medikament, welches beruhigend, krampflösend und blutdrucksenkend wirkt

Cannabis hat den Vorteil, dass, sofern es in therapeutischer Dosierung eingenommen wird, es so gut wie keine physiologischen Funktionen stört oder gar Organe schädigt. Zudem ist es in seiner natürlichen Form eine der sichersten therapeutischen Substanzen. Zu den akuten physiologischen Auswirkungen, die trotzdem häufig auftreten, gehören: eine leichte konjunktivale Hyperämie[15], ein (leicht) beschleunigter Herzschlag, Mundtrockenheit und Blutdruckabfall. Diese sind aber nicht weiter gesundheitsschädlich, da sie meist nur für eine kurze Zeit auftreten und nicht sonderlich stark sind.

Ein großer Nachteil am Cannabiskonsum sind für viele Patienten die akuten, psychischen Nebenwirkungen. Hierzu gehören die Verminderung der Konzentration und Gedächtnisleistung, sowie eine Verlangsamung der Motorik und Reaktion. Auch die Aussprache kann verändert und verlangsamt werden. Diese Nebenwirkungen treten aber ber Cannabispatienten nur in kleinem Maße auf, da schon eine geringe Dosierung reicht, um die medizinischen erwünschten Wirkungen zu erzielen.

Zudem ist die Cannabiswirkung sehr individuell ausgeprägt. So kann es sein, dass bei einer Person die psychischen und die physiologischen Nebenwirkungen sehr stark auftreten und bei einer anderen Person so gut wie gar nicht.

Als Patient ist das Risiko einer Suchtgefahr sehr gering, da die Dosierung meistens sehr niedrig gehalten wird. Es kann höchsten zu einer Toleranzentwicklung kommen, so wie dies auch bei konventionellen Medikamenten auftreten kann. Die Toleranzentwicklung lässt sich

---

[15] Eine Augenrötung

aber schnell wieder umkehren, indem man das Medikament einfach wieder absetzt. Der Körper passt sich innerhalb weniger Wochen wieder den neuen Bedingungen an und stellt den ursprünglichen Zustand wieder her.

Folgenden Menschen ist trotz der geringen Nebenwirkungen abzuraten Cannabis als Medikament zu sich zu nehmen:

- Schwangere, da die Cannabinoide über das Blut zum Fötus gelangen. Es ist zwar nicht wissenschaftlich nachgewiesen, dass dies zu gesundheitlichen Schäden beim Fötus führen kann, jedoch sollten Schwangere aus Sicherheitsgründen grundsätzlich alle unnötigen Medikamente und Drogen meiden.
- Auch stillende Mütter sollten auf den Konsum von Cannabis verzichten, da sich etwa 10-20% der Blut-THC-Konzentration in der Muttermilch finden (vgl. Grotenhermen/Huppertz 1997, 97).
- Bei Kindern und Jugendlichen wurde nachgewiesen, dass stärkere Nebenwirkungen auftreten können und das hormonelle Zusammenspiel sowie der Eintritt der Pubertät beeinflusst werden kann.
- Bei Menschen die an einer Schizophrenie leiden, kann der Konsum einen psychoaktiven Schub auslösen. Wenn schon eine latente, schizophrene Psychose vorhanden ist, kann es durch Cannabis zum vollständigen Ausbruch der Krankheit kommen.

4.6. Medizinische Beschaffung in Deutschland

In Deutschland besteht die Möglichkeit sich die Cannabinoide Dronabinol und Nabilon ärztlich verschreiben zu lassen. Die Krankenkasse erstattet bei diesen Produkten die Kosten der Behandlung aber zumeist nicht. Es besteht auch die Möglichkeit, bei der Bundesopiumstelle des Gesundheitsministerium eine Ausnahmegenehmigung zur Verwendung von Cannabis zu erhalten.

Hierzu muss ein Antrag an das BfArM (Bundesinstitut für Arzneimittel und Medizinprodukte) gestellt werden. Für diesen Antrag ist entscheidend, dass ein Arzt diesen diesen Ausdrücklich befürwortet. Er muss die Notwendigkeit einer Behandlung mit Cannabis bestätigen und die Gründe für seine Auffassung überzeugend darlegen.

Auf der Internetseite des BfArM gibt es verschiedene Formulare welche für diesen Antrag ausgefüllt werden müssen, sowie wichtige Hinweise für Ärzte und Patienten. Der Patient muss zu seinem Antrag noch eine Liste mit folgenden Informationen hinzufügen:

- Eine Diagnose seiner Krankheit
- Die aktuell bestehenden Symptome,
- Ein Protokoll über die bisherige Therapie mit Informationen zur Wirksamkeit und der Nebenwirkungen der vorherigen Medikamente
- Eine Erklärung, dass keine weiteren Therapiealternativen zu Verfügung stehen.

Der Antrag ist kostenpflichtig, die Kosten belaufen sich auf 75€. Ein Patient kann einen Antrag zum Erwerb von Cannabisextrakten aus der Apotheke stellen, sowie zum Erwerb von Cannabisblüten (Marihuana) aus der Apotheke, oder auch eine Genehmigung zum Eigenanbau von Cannabis.

Bisher wurden aber nur die Anträge zum Erwerb von Cannabisextrakten und von Cannabisblüten angenommen. Der Antrag für eine Genehmigung zum Eigenanbau wurde bisher immer vom BfArM abgelehnt, obwohl laut des Bundesverfassungsgerichts im Jahre 2011, der Eigenanbau aus medizinischen Gründen in Betracht komme. Das Cannabis aus der Apotheke muss der Patient selbst zahlen, da die deutschen Krankenkassen für das Medikament keine Haftung übernehmen.

Das Gramm kostet in der Apotheke etwa 15 bis 18 Euro. Dieser Preis liegt hierbei fast 10 Euro über dem Schwarzmarktpreis, aus diesem Grund kaufen viele Patienten ihr Cannabis lieber dort. Zudem werden die meisten Anträge zur legalen Nutzung von Cannabis abgelehnt. (vgl. Grotenhermen, Franjo. 20.02.2014. „Anleitung zur Beantragung einer Ausnahmegenehmigung zur medizinischen Verwendung von Cannabis bei der Bundesopiumstelle"[16]

---

[16] http://www.cannabis-med.org/german/bfarm_hilfe.pdf

5.   Marihuana- bzw. Haschischkonsum

Immer mehr Menschen konsumieren diese Drogen, ohne sich Gedanken über die mögliche Folgen zu machen. Statistisch gesehen liegt
das durchschnittlich Alter zu welchem zum ersten mal Marihuana
konsumiert wrid bei 16,5 Jahren, wobei ein höherer Prozentanteil an
männlichen Konsumenten vorliegt.

Die meisten probieren Cannabis nur 1-2-mal und hören dann mit
dem Konsum auf. Doch ein kleiner Teil konsumiert trotzdem weiter.
Wenn man zurück auf die „Hippie"-Zeit blickt, welche man landläu-
fig als Peak-Zeit des Marihuanakonsums ansieht, so könnte man annehmen, dass der Cannabiskonsum seit den 1970er Jahren rückläufig
ist. Doch dem ist nicht so. Der Konsum von Cannabis stieg jedes Jahr
an und fand seinen bisherigen Höhepunkt im Jahr 2004, seitdem sind
die Zahlen wieder leicht gesunken.

Cannabis enthält das Cannabinoid Tetrahydrocannabinol, welches
psychoaktiv ist. In den 1960er Jahren betrug der Anteil von
Tetrahydrocannabinol in den Blüten der Pflanze etwa 1 bis 4%, im
Lauf der Jahre wurde dieser Anteil ab auf bis zu 20% gesteigert . Dies
ist auf die verbesserte Gentechnik und Experimente mit verschiedenen Kreuzungen zurückzuführen. Haschisch schafft es sogar auf einen
Spitzenwert von 40% Tetrahydrocannabinol.

Das Marihuana wird entweder in einer sogenannten „Bong", eine Art
Wasserpfeife, oder in der Form eines „Joints", konsumiert.

Für gewöhnlich wird es mit Tabak vermischt und geraucht. Man kann
es aber auch pur konsumieren. Das geht aber nur mit „Bluntpapes",

weil Marihuana ohne Tabak schlechter verbrennt und deswegen spezielles Papier benötigt.

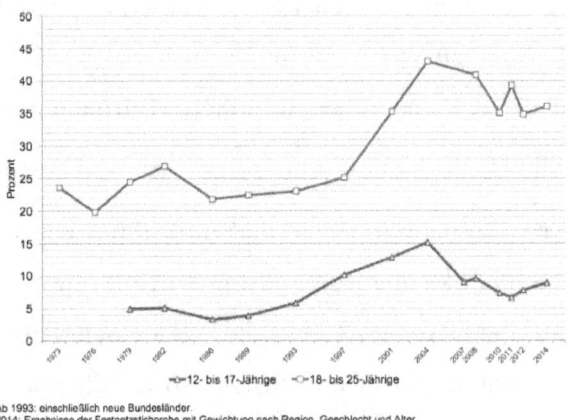

Ab 1993: einschließlich neue Bundesländer.
2014: Ergebnisse der Festnetzstichprobe mit Gewichtung nach Region, Geschlecht und Alter

Abb. 1 .:Lebenszeitprävalenz des Cannabiskonsums 12- bis 17-jähriger Jugendlicher und 18- bis 25-jähriger Erwachsener in Deutschland zwischen 1973 bis 2014. Quelle BZgA Studie

5.1. Verschiedene Konsumformen

Die rauscherzeugenden Substanzen der Cannabispflanze lassen sich auf zwei Arten konsumieren. Man kann das Cannabispräparat rauchen oder oral aufnehmen, also indem man es einfach isst oder beim Kochen als Zutat verwendet.

Beim Rauchen tritt die Wirkung sehr rasch schon nach circa 5 bis 15 Minuten ein und hält etwa 1 bis 3 Stunden an. Wird Marihuana oder Haschisch geraucht, gelangt ein Anteil von etwa 15-25% des THC, welches insgesamt in dem „Joint" enthalten ist, in die Blutbahn. Es gibt mehrere verschiedene Rauchutensilien, mit welchen der Konsum der Cannabisprodukte vereinfacht werden kann.

Werden die rauscherzeugenden Cannabisprodukte gegessen, tritt eine Wirkung zwar erst nach 1-2 Stunden auf und hält dafür 5-10 Stunden an, jedoch werden durch den Magen und Darmtrakt nur 6 bis maximal 8% des enthaltenden THC´s aufgenommen. Dies lässt sich aber noch steigern, indem man gleichzeitig Fett zu sich nimmt, so gelangen dann 10-20% in die Blutbahn. Durch die gleichzeitige Aufnahme von Fetten wird die Resorption der fettlöslichen Cannabinoide verbessert.

Die meisten Konsumenten ziehen das Rauchen dem Essen vor, da beim Rauchen die Wirkung eher eintritt und die Wirkung sich leichter dosieren lässt. Da aber ein großer Nachteil beim Rauchen die Schädigung und die Irritation der Schleimhäute ist, ziehen sehr häufig bereites erkrankte Menschne, welche aus medizinischen Gründen Cannabis konsumieren, die Aufnahme durch das Essen vor. Auch weil die Wirkung so von längerer Dauer ist und es nur zu einer kaum merklichen Veränderung des Bewusstseins kommt (vgl. Grotenhermen/Huppertz 1997, 110).

5.2. Folgen des Cannabiskonsums

Cannabis verursacht Schäden im Körper. Zum einen kann ein starker Konsum durch Rauchen zu einer Beeinträchtigung der Atmungswege führen. Zum anderen führt der Konsum von Cannabisprodukten welche viel THC enthalten, zu Schäden im Kurz- und Langzeitgedächtnis, wie langjährige Studien in Australien bewiesen haben.

Der Hippocampus bei langjährigen Konsumenten war im Vergleich um 8% kleiner als gewöhnlich. Cannabis kann auch zu einer psychischen Abhängigkeit führen, jedoch nicht zu einer körperlichen.[17] Man vermutet, dass die Dopaminausschüttung im Körper zu dieser Abhängigkeit führt.

Das Potenzial in eine Abhängigkeit von Cannabis zu geraten ist aber vergleichsweise viel geringer, als dies bei einer körperlichen und psychischen Abhängigkeit von Alkohol der Fall ist. Cannabis kann wie bereits erwähnt auch vorherige psychische Erkrankungen verstärken oder auslösen, wie zum Beispiel Schizophrenie. [18]

5.3. Interview mit einem Cannabiskonsumenten

Ich habe ein Interview mit einem langjährigen Cannabiskonsumenten durchgeführt und über seinen Konsum und die Auswirkung gesprochen.

„Hallo und danke, dass sie sich für dieses Interview bereit erklärt haben. Ich bitte sie zu 100% ehrlich bei diesen Fragen zu sein."

„Ja kein Problem. Ich hoffe ich kann ihnen mit meinem Wissen weiterhelfen und freue mich auf dieses Interview."

„Dann kommen wir gleich mal zur ersten Frage. Wie lange konsumieren sie schon Cannabis?"

„Ich rauche schon seit 8 Jahren, also seit ich 16 bin."

---

[17] Cannabis ist immer anders, S.59-61
[18] Das große Cannabis-Lexikon, S106, S.199, S227

„Wie oft und wie viel konsumieren sie jeden Monat.“

„Ich rauche so um die fünf Mal im Monat. Es sind so zwischen 10-12 Gramm.“

„Nehmen sie nebenbei noch andere Drogen zu sich, z.B. Alkohol, Amphetamine, Kokain usw.?“

„Ich trinke ab und zu gerne mal ein Glas Wein, aber das ist es auch dann schon. Auf „harte Drogen“ greife ich prinzipiell nicht zurück. Die sind mir zu gefährlich.“

„Haben sie davor andere Drogen ausprobiert, bevor sie dann fast ausschließlich Cannabis konsumierten?“

„Ja das habe ich. Die kleinen Jugendsünden eben, sprich Alkohol und Zigaretten. Mehr habe ich auch nicht gemacht. Mittlerweile rauche ich keine Zigaretten mehr, aber halt ab und zu ein Glas Wein, wie gesagt.“

„Wie würden sie den Zustand des Rausches beschreiben und wie fühlen sie sich nach Diesem? Haben sie dann Entzugserscheinungen oder Ähnliches?“

„Man fühlt sich befreit von allen Sachen. Es ist ein sehr angenehmes Gefühl für mich. In einer Gruppe, wo dann alle „stoned“ sind macht es umso mehr Spaß. Man lacht viel mehr und bekommt dann ab und zu richtig große „ Lachflashs“. Kommt halt immer auf das „weed“ an. Es fühlt sich meistens so an, als ob man eine erweiterte Sinneswahrnehmung hätte. Fast immer hab ich auch mehr Hunger und großen Durst, weil mein Mund immer trocken ist. Das Gefühl verschwindet dann immer langsam. Nach dem

Rausch fühle ich mich ganz normal. Ich habe keine Kopfschmerzen oder so. Nach dem nächsten „Joint“ will ich auch nicht greifen.“

„Würden sie sich als suchtgefährdet ansehen? Haben sie in den Jahren ihre Dosis gesteigert?“

„Ja als Jugendlicher habe ich weniger geraucht, weil ich es mir einfach nicht leisten konnte. Die Dosis ist erst gestiegen als ich einen Job bekam. Ich rauche aber schon seit ungefähr 5 Jahren meine 10-12 Gramm. Da hat sich dann auch nichts mehr verändert. Ich habe dann eine gesunde Beziehung zu Gras gefunden.“

„Es heißt ja immer, dass Cannabiskonsum gleichgültiger und vergesslicher macht. Konnten sie das bei sich feststellen?“

„Nein das denke ich nicht. Ich bin nicht mehr und nicht weniger vergesslicher als andere. Die Sachen die mir nicht gleichgültig waren sind mir auch heute nicht gleichgültig.“

„Vielen Dank für dieses interessante Interview. Ich denke, dass ich einen besseren Einblick in das Leben eines Konsumenten bekommen konnte. Danke nochmals, dass sie sich die Zeit für mich genommen haben.“

„Keine Ursache. Ich hoffe ich konnte weiterhelfen.“

Das große Cannabis-Lexikon, S.374, S.418

5.3.1. Beobachtung und Deutung des Interviews

Bei diesem Interview konnte man mehrere typische Charakterzüge für Konsumenten von Marihuana oder Haschisch feststellen.

Als erstes fiel auf, dass die Person langsamer geredet hat, als Menschen dies normal tun. Die Aussprache war auch eher monoton. Vom äußeren Erscheinungsbild her war die Person recht gepflegt. Ich glaube, dass die Person mich während des Interviews nicht belogen hat, jedoch hat der Interviewpartner sich eher selbst belogen und Dinge verharmlost. Das ist sehr typisch für Konsumenten von Cannabis. Sie verharmlosen die Dinge und denken, dass sie nicht süchtig wären, bzw. durch den Konsum mental und auch körperlich nicht beeinträchtigt sind, was bei langjährigen Konsumenten jedoch fast immer der Fall ist.

Die Person kam mir manchmal etwas geistesabwesend vor und in seinen eigenen Gedanken versunken. Bei Konsumenten von Cannabis ist es oft der Fall, dass sie sich von der Realität abnabeln und während laufender Gespräche in ihre eigene Gedankenwelt zurückziehen.

Eine wirkliche Sucht konnte ich aber nicht feststellen, weil die typischen Anzeichen dafür fehlten (Nervosität Schweißausbrüche etc.). Man bekam auch nicht das Gefühl, dass man mit einem Süchtigem spricht, sondern durchaus mit einem intelligenten Menschen der sich bewusst für Cannabis als Rauschmittel entschied.

Dies ist ein immer größer aufkommendes Phänomen, dass sich Menschen bewusst für Cannabis und gegen Alkohol als Rauschmittel entscheiden. Das liegt zumal daran, dass man viel mehr über Alkohol aufklärt als über Cannabis, oder auch daran, dass diese Personen

Cannabis aus Protestgründen gegen die Verbotsgesellschaft konsumieren.

5.4. Umfrage über Mischkonsum bei Cannabiskonsumenten in Amsterdam

Ich bin nach Amsterdam gefahren und habe eine Umfrage mit 50 Cannabiskonsumenten in den dortigen „Coffeeshops" durchgeführt. Sie sollten mir über einen möglichen Mischkonsum mit anderen Drogen berichten. Diesen habe ich dann in der folgenden Tabelle zusammengetragen. Unter den befragten Personen waren keine Jugendlichen:

Genommene Drogen neben Cannabis	Anzahl	Prozent
Alkohol	36	72,00%
Alkohol, Amphetamine	3	6,00%
Alkohol, Amphetamine, Kokain oder Heroin	0	0,00%
Ausschließlich Cannabis	11	22.00%

5.4.1. Auswertung und Deutung der Statistik

Anhand dieser Tabelle kann man eindeutig erkennen, dass Alkohol in mehr als der Hälfte der Fälle neben Cannabis konsumiert wird. Das kommt daher, dass Alkohol als erstes Rauschmittel bereits vor Cannabis konsumiert wird, wie die Gateway-Theorie besagt. Zudem findet Alkohol in der Gesellschaft Toleranz und ist als ein Genussmittel angesehen.

6% der befragten Personen gaben an regelmäßig neben Cannabis auch härtere Drogen zu sich zu nehmen, sprich Amphetamine. Es ist hier anzunehmen, dass diese Personen solche Amphetamine aber als reine „Partydroge" verwenden und diese immer in Gesellschaft anderer Personen und gemeinsam Konsumieren. Erstaunlich ist, dass keine der befragten Personen Kokain oder Heroin genommen hat.

22% gaben an nur Cannabis und keine weiteren Drogen zu konsumieren. Dies war überraschend hoch, man würde annehmen, dass durchaus mehr Personen zusätzlich auch Alkohol konsumieren. Eine Erklärung hierfür wäre die leichte Verfügbarkeit von Cannabis in Amsterdam, zusammen mit den statistisch gesehen geringeren Nebenwirkungen im Vergleich zu Alkohol. Die Leute empfinden denn Rausch durch Cannabis allgemein als angenehmer, als den Rauschzustand bei Alkohol.

Da die Umfrage nur unter Personen im Alter von 25 bis 40 Jahren durchgeführt wurde, gehe ich davon aus, dass der Umstieg auf härtere Drogen nicht unbedingt stattfinden muss und ein genussvoller, vernünftiger Umgang mit Cannabis bei diesen Personen möglich ist.

5.5. Die Gateway-Theorie – Cannabis eine Einstiegsdroge?

Die Gateway-Theorie besagt, dass Menschen, die regelmäßigen Cannabiskonsum betreiben, ein höheres Risiko zum Umstieg auf härtere Drogen aufweisen, als Leute die z.B. Alkohol konsumieren. Die Theorie stützt sich darauf, dass Cannabiskonsumenten ein eigenes, persönliches Umfeld haben, in welchem härtere Drogen sehr leicht angeschafft werden können. Es würde somit eine höhere Versuchung bestehen diese härteren Drogen auszuprobieren. Auf diese Theorie trifft somit ein sehr großer Personenkreis zu.

Menschen die hingegen nur Alkohol konsumieren würden haben ein gänzlich anderes Lebensumfeld und es gibt daher auch keine Versuchung härter Drogen auszuprobieren..

Diese Theorie wurde aber widerlegt, da es mehrere Arten von Cannabiskonsumenten gibt. Es fängt bei dem Gewohnheitskonsumenten an und hört bei Dauerkonsumenten auf. Ein Umstieg auf härtere Drogen ist zumeist auch dadurch ausgeschlossen, da viele Drogenhändler eben nur Cannabis und keine anderen Drogen verkaufen.

In Ländern in welchen beispielsweise Drogen wie Kokain vergleichsweise leicht verfügbar sind und kaum Cannabis verkauft wird, konnten prozentual gesehen nicht weniger Konsum verzeichnet werden, obwohl die Vorstufe Cannabis damit gänzlich fehlte. Somit wäre die Theorie, dass Cannabis die typische Einstiegsdroge wäre widerlegt, denn es sind viele andere Faktoren zu beachten (Familiäre Probleme, Berufsprobleme, Stress …).

6. Fazit über Cannabis

Ich halte Cannabis für ein Thema mit dem man sich heute auf jeden Fall noch intensiver befassen sollte. Einerseits bringt Cannabis einige medizinische Vorteile mit sich, welche weiter ausgeschöpft werden sollten, andererseits ist es auch nicht ganz unbedenklich Cannabis als Unterhaltungsdroge zu legalisieren.

Wenn man einen Vergleich zu Alkohol zieht, erkennt man sehr bald, dass Alkohol viel gefährlicher und schädlicher für den Menschen ist. Zurzeit findet ein solches Umdenken gerade statt, in einigen Ländern wird Cannabis bereits wieder legalisiert. Da es in Deutschland verboten ist, müsste man gleich auch gegen Tabakprodukte und Alkohol vorgehen. Dies ist aber nicht umsetzbar, da Alkohol eine sehr lange Geschichte und Tradition hat und der Staat gleichzeitig sehr viel Geld daran verdient.

Persönlich finde ich es dennoch gut eine frei zugängliche Droge weniger auf dem Markt zu haben.

Sehr sinnvoll wäre es mehr Geld für für Maßnahmen der Aufklärung und Präventionsmaßnahme bei Jugendlichen auszugeben. Dies würde sicherlich helfen den Konsum von Cannabis vorzubeugen, denn gerade in der Pubertät hat Cannabis eine negative Wirkung auf die Entwicklung. Allerdings halte ich Cannabis nicht für eine typische Einstiegsdroge, denn das Suchtpotenzial ist geringer als bei anderen, teilweise legalen Drogen.

Vielmehr war ich aber von den Anwendungsmöglichkeiten von Cannabis in der Medizin überrascht. Die Palette reicht von einfachen Schlafstörungen bis hin zu AIDS- und Krebspatienten. Die Vielfalt und Wirksamkeit in Bezug auf Verträglichkeit ist nicht zu übersehen und daher sollte diese Pflanze mehr Wertschätzung in der Medizin finden.

Man sollte man sich nicht mehr mit der Legalisierung als Droge beschäftigen, sondern mit der Anwendung von Cannabis in der Medizin. Es war sicher nicht umsonst seit Jahrtausenden eine Wirksame Heilpflanze, die in den letzten 80 Jahren zu Unrecht in Vergessenheit geriet.

Meiner Meinung nach sollten mehr Forschungen über Cannabis angestellt werden, da bis heute noch sehr viele Zusammenhänge ungeklärt sind, oder vielleicht noch gar nicht entdeckt wurden.

Zudem sollten mehr Mediziner auf Behandlungen mit Cannabis setzten, da dies deutlich mehr Vorteile mit sich bringt als andere Medikamente mit teils starken Nebenwirkungen. Der bisherige erschwerte Zugang zu Cannabis in der Medizin sollte erleichtert werden, sodass Patienten eine Wahl zwischen mehreren Behandlungsmöglichkeiten haben.

Als Gesamtfazit kann ich sagen, dass sich diese Pflanze als Heilpflanze bewährt hat. Dennoch denke ich, dass es falsch ist sie als Droge zu legalisieren, weil meiner Meinung nach bereits zu viele legale Drogen im Umlauf sind. Prävention und Hilfe ist wichtig, die Konsumenten sollten allerdings nicht bestraft werden.

Zwar singt Bob Marley „Every man gotta right to decide his own destiny", trotzdem ist es auch sinnvoll unsere Gesellschaft manchmal vor ihren eigenen Fehlern zu schützen.

7. Literaturverzeichnis

Bernhard van Treeck: Das große Cannabis-Lexikon- Alles über Hanf als Kulturpflanze und Droge, Düsseldorf 2000, Lexikon Imprint Verlag.

Grinspoon, Lester; Bakalar, James B. 1994: Marihuana – Die verbotene Medizin. Originalausgabe: Marihuana, the forbidden Medicine. Yale University Press, New Haven, London: 1993

Grotenhermen, Franjo; Huppertz, Renate 1997: Hanf als Medizin – Wiederentdeckung einer Heilpflanze. Heidelberg: Karl F. Haug Verlag

Körber-Grohne, Udelgard 1987: Nutzpflanzen in Deutschland – Kulturgeschichte und Biologie. Stuttgart: Konrad Theiss Verlag

Jack Herer, Mathias Bröckers: Die Wiederentdeckung der Nutzoflanze Cannabis Marihuana, Zweitausendeins, Nachtschatten-Verlag.

Helmut Kuntz: Cannabis ist immer anders- Haschisch und Marihuana: Konsum-Wirkung-Abhängigkeit, 3. Auflage, Beltz Verlag.

Freitag, Marcus; Hurrelmann, Klaus 1999: Illegale Alltagsdrogen – Cannabis, Ecstasy, Speed und LSD im Jugendalter. Weinheim: München: Juventa Verlag

7.1. Internetdokumente

Grotenhermen, Franjo. „Anleitung zur Beantragung einer Ausnahmegenehmigung zur medizinischen Verwendung von Cannabis bei der Bundesopiumstelle" http://www.cannabis-med.org/german/bfarm_hilfe.pdf

http://de.wikipedia.org/wiki/Hanf

http://de.wikipedia.org/wiki/Marihuana

http://web4health.info/de/answers/add-cannabis-types.htm

http://www.dbdd.de/images/publikationen/dbdd/Sonderkapitel/2009_cannabis_markets_de.pdf

http://www.dbdd.de/images/publikationen/dbdd/Sonderkapitel/2003_evaluation_der_nationalen_drogenstrategie.pdf

http://de.wikipedia.org/wiki/Epilepsie

http://www.cannabiscafe.net/foros/showthread.php/103436-HANF-Beschreibung-Geschichte-Gegenwart-Z%C3%BCchtung-etc

http://www.spiegel.de/wissenschaft/mensch/0,1518,379811,00.html

http://www.hanfheilt.de/artikel/delta-9-tetrahydrocannabinol-thc

http://www.ch.ic.ac.uk/vchemlib/mim/bristol/thc/thc_text.htm

http://de.wikipedia.org/wiki/Tetrahydrocannabinol

http://www.newscientist.com/article/dn8155-marijuana-might-cause-new-cell-growth-in-the-brain.html

http://marijuanacannabis.wordpress.com/tag/xia-zhang/

http://www.cannabismedizin.at/radtke_cannabis_e_seminibus.htm

http://www.hanf-natur.com/page/shop/site/a/hlS/e/info_inhaltsstoffe

http://www.drugcom.de/aktuelles-aus-drogenforschung-und-
drogenpolitik/30-10-2009-hirnveraenderungen-durch-cannabis-im-
jugendalter/

http://www.drogenberatung-prisma.de/cannabis.html

http://www.drugscience.org/Petition/C6C.html

http://scienceblog.com/12116/study-says-marijuana-no-gateway-
drug/

http://www.hempro.com/hanf_geschichte.html

http://www.wissenschaft-australien.de/australien000273.html

http://www.dmsg.de/multiple-sklerose-
news/index.php?w3pid=news&kategorie=forschung&kategorie2=ueb
ersicht&anr=689